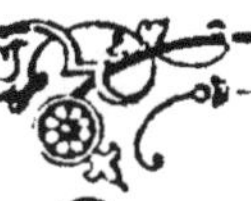

DE LA SPÉCIALITÉ DE L'ALBUMINURIE

PAR LA

BIOSCOPIE

> Quiconque suit les formules de la Bioscopie ne vit pas dans les ténèbres de la Médecine, parce qu'il éclaire sa science de la Lumière des Lois mathématiques de l'unité de la vie.

Nouvelle Méthode Physiologique, Clinique, Thérapeutique et Mathématique

PAR LE

Docteur COLLONGUES
RÉSIDANT A VICHY

VICHY
IMPRIMERIE P. VENENAT
1896

Ouvrages sur l'état général des forces Bioscopiques

A VICHY

Guide des Maladies de l'Estomac.

Guide des Maladies intestinales.

Guide de la Bile et du Foie.

Guide du Diabète.

Guide des Maladies urinaires.

Guide des Rhumatismes, de la Goutte, de la Gravelle

Guide de l'Albuminurie.

Guide de la santé, ou Pilules Collongues n° 1 et n° 2,
Adjuvent indispensable des Eaux de Vichy.

Les merveilleux effets de la *Grande-Grille.*

Le Livre du Malade à Vichy.

Le Climat de Vichy.

La Vie de la Peau.

INVENTIONS MÉDICALES DU Dr COLLONGUES

La Bioscopie.

La Dynamoscopie.

La Dermoscopie.

La Pneumonoscopie.

La Nécroscopie bioscopique.

INSTRUMENTS de MÉDECINE INVENTÉS par le Dr COLLONGUES

Le Bioscope.

Le Dynamoscope.

Le Diapason dynamoscopique.

Le Pneumoscope.

Le Nécroscope.

DE LA

SPÉCIALITÉ DE L'ALBUMINURIE

PAR LA

BIOSCOPIE

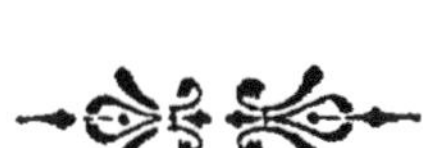

NOUVELLE CLINIQUE MATHÉMATIQUE

DU

Médecin Consultant Bioscopique
sans l'Interrogatoire et l'Examen local
d'après les chiffres exprimés
PAR LES MAINS DU MALADE

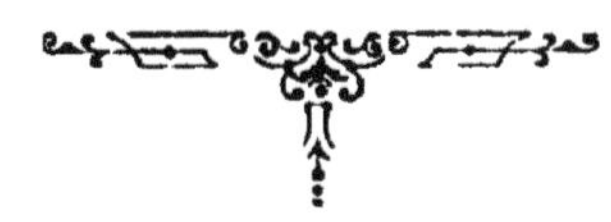

PREMIÈRE PARTIE

GUIDE DE L'ALBUMINURIE

A VICHY ET CHEZ SOI

La présence de l'albumine dans les urines constitue l'albuminurie. Ce n'est pas une maladie par elle même, c'est une manière d'être qui a pour cause diverses maladies.

Cause de l'albuminurie. — L'albuminurie est produite dans les reins, à travers les capsules de Malpighi. A l'état normal, l'albumine ne passe pas à travers les reins avec les autres éléments du sérum du sang, parce que, dans ces conditions, l'albumine du sérum du sang n'est pas assez fluide et ne possède pas une diffusion assez grande. A l'état normal il y a intégrité des reins. Qu'il survienne une perturbation dans ces deux conditions, soit que la néphrite ou maladie des reins se déclare, soit que l'albumine du sérum du sang se fluidifie, aussitôt l'urine s'altère et l'on y constate la présence de l'albumine. De là, trois formes de l'albuminurie dans la manière de se produire : 1° l'albuminurie par maladie des reins; 2° l'albuminurie par altération du sang; 3° l'albuminurie par maladie des reins et altération du sang.

1° *L'albuminurie par altération des reins* est mécanique, simple, passagère, ou compliquée, chronique et persévérante. Dans le premier cas, on la trouve dans la grossesse, les maladies du cœur, les fièvres paludéennes, le choléra les névroses. Dans le second cas, on la trouve dans les néphrites, avec lésions anatomiques des reins; dans la pyélite calculeuse, inflammatoire et purulente ; s'il y a lésion cancéreuse, tuberculeuse, c'est la vraie maladie de Bright.

2° *L'albuminurie par alteration du sang.* — L'albumine du sang existe à la fois dans le sérum et dans les globules. La proportion de l'albumine est de 80 pour 1,000, d'après Becquerel et Rodier. Cette substance est contenue dans le sérum, en partie libre, en partie combinée avec les sels alcalins. C'est son union avec la soude et les sels alcalins qui la maintient à l'état de solution.

L'albumine peut-elle passer à l'état de filtration à travers les membranes animales intactes ? La réponse est certaine. L'albumine peut passer à travers les membranes animales et, par suite, à travers les membranes rénales.

Injections albumineuses dans le sang. — Les recherches de Cl. Bernard l'ont amené à conclure que l'injection de l'albumine de l'œuf dans le sang développe constamment l'albuminurie, tandis que l'injection de l'albumine du sérum donne des résultats négatifs.

Alimentation albumineuse. — On sait depuis longtemps que l'usage suffisamment prolongé d'une alimentation exclusivement albumineuse suffit pour déterminer l'albuminurie.

Injections aqueuses. — Si l'albuminurie survient à la suite d'injections aqueuses, ce n'est pas parce que l'on a modifié la pression intra-vosculaire, mais parce qu'elle a altéré l'albumine normale des globules du sang.

Modifications des sels du sérum. — Si l'on se soumet pendant quelque temps à une alimentation d'où l'on exclut le sel de cuisine, l'albuminurie ne se produit pas. Cela tient à ce que la présence du sel dans l'ingestion maintient dans le sérum une densité élevée.

Altération directe des globules du sang. — Cette altération se produit en injectant dans le sang du chlorate de potasse, en faisant respirer de l'hydrogène arsénié ou de l'acide carbonique, et l'on voit apparaître une albuminurie intense. On peut accepter comme vraie cette proposition de Ludwig : « Il est évident que les reins ne peuvent empêcher constamment le passage de l'albumine dans l'urine ; ils n'ont cette faculté qu'aussi longtemps que le sang possède sa composition normale.

Causes de l'albuminurie par altération du sang. — Lorsqu'il y a trouble dans l'évolution normale de l'albumine par dyspepsie, atrophie musculaire, phtisie, catarrhe, bronchite, pneumonie, pyémie, septicémie, purpura.

3° *Albuminurie par altération du sang, avec lésions rénales.* — Le développement de l'albuminurie est ici subordonné à l'influence simultanée de deux conditions organiques différentes : l'altération du sang et les lésions rénales. Les lésions des reins sont confondues sous le nom de lésions de Bright. Ces lésions forment trois classes : 1° lésions intra-tubulaires ou néphrite parenchymateuse ; 2° lésions capillaires ou dégénérescence amyloïde ; 3° lésions extra-tubulaires, néphrite interstitielle ou cirrhose rénale. Les causes de ces albuminuries sont les pyrexies, la scarlatine, la rougeole, la variole, la suette, la diphtérie, le typhus, la fièvre typhoïde, l'érysipèle, la fièvre jaune, la fièvre bilieuse, les cachexies, la rétention des produits excrémentiels, les refroidissements.

Diagnostic de l'albuminurie. — L'acide nitrique et la chaleur sont les deux agents ordinairement employés pour déceler la présence de l'albumine dans l'urine. Tous deux ont pour effet de faire passer cette substance de l'état soluble à l'état insoluble.

Epreuve par l'acide nitrique. — L'urine étant contenue dans un tube à expérience, on y verse lentement de l'acide nitrique concentré, en quantité égale au quart du volume du liquide examiné ; si ce dernier contient de l'albumine, on obtient ainsi un précipité blanc dû à la coagulation de la substance.

Epreuve par la chaleur. — On expose le tube contenant l'urine à la flamme d'une lampe à esprit de vin. Dès que la température dépasse 70°, les couches supérieures du liquide se troublent, et le coagulum augmente rapidement en volume et en densité, jusqu'au moment de l'ébullition.

Il y a une fausse albuminurie : c'est celle qui se produit par hématurie ou lorsqu'il y a du sang, ou du pus dans l'urine.

Dosage de l'albumine. — La méthode pondérable consiste à peser le précipité albumineux desséché d'une quantité d'urine ; une simple proportion permet de déduire de ce poids et de la quantité d'urine rendue en vingt-quatre heures le chiffre total de l'albumine perdue dans le même espace de temps.

Si 10 grammes d'urine produisent 1 centigramme d'albumine, 1,500 grammes d'urine produiront 1 gramme 50 centigrammes d'albumine.

Pronostic. — *L'albuminurie passagère* autorise un pronostic léger. *L'albuminurie persistante* est presque toujours synonyme de maladie de Bright. Elle est l'expression symptomatique d'un état morbide toujours grave et commande un pronostic sévère. Il y a des causes qui produisent de l'albuminurie passagère; il y en a d'autres qui sont presque fatalement liées à une albuminurie persistante. Voici deux malades dans les mêmes conditions d'âge et de force. Hier, ils n'étaient point albuminuriques; aujourd'hui, ils le sont devenus tous les deux; mais l'un est atteint de rhumatisme articulaire, l'autre a une scarlatine: épiphénomène sans importance chez le premier, l'albuminurie est, chez le second, l'indice d'une délimitation rénale toujours grave. Dans l'albuminurie persistante, les *caractères physico-chimiques de l'urine* sont distinctifs. Cette urine est pâle mousseuse; la densité tombe de 1,030 à 1,010, 1006; la proportion d'urée s'abaisse de 30 grammes, en vingt-quatre heures; elle descend à 20, 15, 10 et 5 grammes. L'acide urique et les urates diminuent; il n'y a pas de sédiments d'urates dans ces urines, diminution des chlorures et des sels minéraux. L'acidité naturelle de l'urine est affaiblie; elle équivaut à l'état normal, à une quantité d'acide oxalique qui varie de 2 à 4 grammes; à l'état d'albuminurie, elle n'équivaut qu'à 60 centigrammes. *La quantité d'albumine perdue en vingt-quatre heures*, d'après Frerichs, varie de 2 à 15 grammes. L'urine albumineuse renferme des *éléments organiques appréciables au microscope*; l'étude de ces éléments équivaut à la constatation directe de l'état des reins; elle permet de suivre pas à pas la marche progressive ou rétrograde des lésions dont ils sont le siège. Ces produits sont appelés cylindres; ceux-ci diffèrent par l'épithélium des tubuli, du bassinet, de l'uretère, de la vessie, de l'urètre.

Signes fournis par les symptômes qui coincident avec l'albuminurie. — Les accidents d'hydropisie ont une valeur considérable pour juger du caractère de l'albuminurie. Toutes les fois qu'on voit apparaître chez un albuminurique un œdème palpébral on interpalpébral, on peut affirmer l'albuminurie grave de Bright. Cet œdème est plus marqué le matin que le soir; il peut disparaître quelques heures après le lever.

L'amblyopie symptomatique du mal de Bright est loin d'être un signe initial permettant de juger de bonne heure de la nature d'une albuminurie : c'est un signe tardif de l'albuminurie.

Voici le résumé de toutes les albuminuries : l'albuminurie éphémère est sans gravité, l'albuminurie aiguë est une détermination morbide sérieuse, l'albuminurie persistante sans mal de Bright est inexpliquée, l'albuminurie de Bright est trop souvent incurable.

Traitement de l'Albuminurie par les Pilules laxatives aux Sels de Vichy et l'eau de la Source Léon.

Qu'elle soit causée par altération du sang ou par altération des reins, l'albuminurie se trouve bien modifiée par l'action bienfaisante de nos Pilules aux sels de Vichy et par l'eau de la source Léon.

Pour connaître l'action de ces deux remèdes dans l'albuminurie, nous en avons étudié les éléments ensemble et séparément, ainsi que leurs doses. Nous avons vu les enfants et les grandes personnes les absorber sans produire autre chose que de bons effets. Tous les ans, nous voyons à Vichy quantité d'albuminuriques, et nous avons trouvé que nos Pilules de Vichy, combinées avec les eaux de Vichy-Léon St-Yorre, hâtaient les effets d'une bonne cure thermale et jouissaient d'une action toujours bienfaisante et salutaire. Appliquant avec elle tantôt les eaux de Vichy, tantôt les eaux de la source Léon, nous sommes arrivés à de bons résultats, et nous pouvons consciencieusement en recommander la pratique dans toutes les albuminuries par lésions des reins ou altération du sang.

Comment se fait-il que nos Pilules aux Sels de Vichy et les eaux de Léon-St-Yorre puissent agir sur l'albuminurie, maladie souvent si sérieuse et si grave? Nous pensons que le bicarbonate de soude contenu dans nos Pilules, agit sur les reins, diminue sa sécrétion, son travail d'élaboration, et empêche l'albumine d'être aussi abondante. L'amélioration en est la conséquence.

Une cure de Vichy et l'usage de nos Pilules, d'une durée de trois à six semaines, jusqu'à l'année suivante, suffisent pour opérer toute la guérison ou l'amélioration, comme le prouve l'expérience. L'absortion de nos Pilules et de l'eau de la source Léon a donc un pouvoir modérateur sur la production de l'albumine. L'hydropisie diminue, la peau se colore et se vivifie, l'appétit se régularise, et le sentiment de bien-être revient avec la santé. Nous croyons que notre formule de Pilules aux Sels de Vichy, combinée avec l'administration des eaux de Léon-St-Yorre, est tout ce qu'il y a au monde de plus salutaire. Cette médication équilibre le travail normal du foie, des reins et du sang, le régularise et le replace à l'état normal.

Dans les spasmes nerveux produits par l'albuminurie sous la forme de névralgie, de névroses, de rhumatisme, nos Pilules se sont montrées très curatives, combinées avec la valériane, les douches chaudes, les bains turcs et le régime.

PILULES VICHY-COLLONGUES

N° 1, Purgatives, les plus fortes

N° 2, Laxatives, les plus faibles

ADJUVENT INDISPENSABLE DES EAUX DE VICHY

Effets thérapeutiques.— Pour étudier les Pilules Collongues, j'ai employé pendant plusieurs années, ensemble ou séparément, les divers éléments qui sont conteuus dans nos Pilules, ainsi que leurs doses. J'ai vu les enfants et les grandes personnes les absorber sans jamais en éprouver de mauvais effets. Je pratique la médecine à Vichy depuis longtemps et j'ai pu voir dans quelles maladies, prises avec les eaux de Vichy, elles étaient bienfaisantes et salutaires. Combinant avec cela leur effet physiologique, l'étude de leurs substances séparées, m'appuyant sur la théorie et la pratique, je puis consciencieusement les recommander.

SOURCE LÉON

Analyse chimique de la Source Léon IV

Acide carbonique libre	2.248
Bicarbonate de soude	6.258
— de potasse	0.161
— de magnésie	0.084
— de chaux	0.607
— de protoxyde de fer	0.012
Chlorure de sodium	0.378
— de lithium	0.022
Sulfate de soude	0.376
Arséniate de soude	0.0032
Silice	0.032
Total	10.1812
Température	13°

La Source Léon de St-Yorre a été forée par les soins et sous la direction du Dr Collongues.

La boisson des eaux de la Source Léon est toujours bienfaisante et ne peut jamais nuire.

TRAITEMENT INTERNE

A Vichy et chez soi

POUR LES FAIBLES SELON LE TEMPÉRAMENT BIOSCOPIQUE

Laxatif: tous les jours une pilule Collongues. Alterner, un jour n° 1, un jour n° 2, avant diner.

Quantité d'eau à boire et choix des sources :

1re *SEMAINE* : l'Hôpital

1er jour :	2	fois 30,	1	fois 30, 8 h.	1	fois 30, 3 h
2me —	3	id.	2	id.	1	id.
3me —	4	id.	2	id.	2	id.
4me —	5	id.	3	id.	2	id.
5me —	4	id.	2	id.	2	id.
6me —	3	id.	2	id.	1	id.
7me —	2	id.	1	id.	1	id.

15 minutes d'intervalle

2me *SEMAINE* : Grande-Grille.

1er jour :	2 fois 60,	1	fois 60, 8 h.	1	fois 60, 3 h.
2me —	3	id.	2	id.	1	id.
3me —	4	id.	2	id.	2	id.
4me —	5	id.	3	id.	2	id.
5me —	4	id.	2	id.	2	id.
6me —	3	id.	2	id.	1	id.
7me —	2	id.	1	id.	1	id.

15 minutes d'intervalle

3me *SEMAINE* : Grande-Grille le matin, Célestins après-midi

1er jour :	2 fois 90,	1	fois 90, 8 h.	1	fois 90, 3 h.
2me —	3	id.	2	—	1	id.
3me —	4	id.	2	—	2	id.
4me —	5	id.	3	—	2	id.
5me —	4	id.	2	—	2	id.
6me —	3	id.	2	—	1	id.
7me —	2	id.	1	—	1	id.

15 minutes d'intervalle

Tous les soirs, à 8 heures 1/2, l'Hôpital ou Lardy, 60 grammes.

TRAITEMENT EXTERNE

Bains alcalins ou piscine : point.

Douches froides, mitigées chaudes : tous les jours.

Bains vaporifères ou thermo-résineux : tous les deux jours.

Bains sulfureux, ou salés, ou de tannin : quelquefois.

Boins électriques ou électrisations : quelquefois.

Bains calmants ou de gaz acide carbonique : quelquefois.

Douches ascendantes ou lavements : tous les deux jours, avec de l'eau de la source Léon-St-Yorre.

Gymnastique et massage : quelquefois.

Pulvérisations, inhalations, oxygène, gargarisme : quelquefois.

Le *traitement interne chez soi* a la même graduation qu'à Vichy. Le choix de la source est celui de la source Léon, additionnée d'un peu d'eau très chaude,

RÉGIME TONIQUE ET FORTIFIANT

POUR LES FAIBLES SELON LE TEMPÉRAMENT BIOSCOPIQUE

Pas de blanc d'œuf.

Quatre repas par jour.

Déjeuner : potage ou chocolat. Goûter : confitures, un verre de vin vieux. Second déjeuner : fort repas (c'est le dîner de beaucoup de personnes). Dîner (c'est le souper de beaucoup de monde). Au premier fort repas : deux plats de viande noire ; au deuxième fort repas : un plat de viande noire et un plat de viande blanche.

Aliments : Bouillon gras, potages, soupes : salep, tapioca, vermicelle, arrow-root, pain, consommé, œufs pochés, bouillon au jus. Viandes : bœuf, mouton, pigeon, caneton, peu de gibier, rôti, grillé, braisé, jus de cotelettes de mouton, bifteck, rumsteack saignant, viande crue hachée. Poissons de toutes sortes, huîtres, homards. Légumes : tous les légumes accommodés au jus de viande. Dessert : tous les fruits, toutes les gourmandises.

Boissons : bourgogne, Bordeaux, vin blanc, champagne, eaux ferrugineuses, café, thé, liqueurs, cognac, bouillon froid coupé d'eau de la source Léon.

TRAITEMENT INTERNE

A Vichy et chez soi

POUR LES FORTS SELON LE TEMPÉRAMENT BIOSCOPIQUE

Laxatif : tous les jours une pilule Collongues.

Quantité d'eau à boire et choix des sources :

1re SEMAINE : Grande-Grille

1er jour :	2 fois 60,	1 fois 60, 8 h.	1 fois 60, 3 h.
2me —	3 id.	2 id.	1 id.
3me —	4 id.	2 id.	2 id.
4me —	5 id.	3 id.	2 id.
5me —	4 id.	2 id.	2 id.
6me —	3 id.	2 id.	1 id.
7me —	2 id.	1 id.	1 id.

15 minutes d'intervalle

2me *SEMAINE* : Grande-Grille matin, l'Hôpital après-midi.

1er jour :	2 fois 90,	1 fois 90, 8 h.,	1 fois 90, 3 h.	
2me —	3 id.	2 id.	1 id.	
3me —	4 id.	2 id.	2 id.	
4me —	5 id.	3 id.	2 id.	
5me —	4 id.	2 id.	2 id.	
6me —	3 id.	2 id.	1 id.	
7me —	2 id.	1 id.	1 id.	

15 minutes d'intervalle

3me *SEMAINE* : Grande-Grille matin, Célestins après-midi

1er jour :	2 fois 120,	1 fois 120, 8 h.	1 fois 120, 3 h.
2me —	3 id.	2 id.	1 id.
3me —	4 id.	2 id.	2 id.
4me —	5 id.	3 id.	2 id.
5me —	4 id.	2 id.	2 id.
6me —	3 id.	2 id.	1 id.
7me —	2 id.	1 id.	1 id.

25 minutes d'intervalle

A 8 heures 1/2 du soir, l'Hôpital ou Lardy, 90 grammes.

TRAITEMENT EXTERNE

Bains alcalins ou piscine : point.

Douches froides, chaudes ou mitigées : tous les jours.

Bains vaporifères ou thermo-résineux : deux par semaine.

Bains sulfureux, salés ou au tannin : quelquefois.

Bains électriques ou électrisations : quelquefois.

Bains calmants ou de gaz acide carbonique : quelquefois.

Douches ascendantes ou lavements : tous les deux jours, avec l'eau de la source Léon.

Gymnastique et massage : quelquefois.

Pulvérisations, inhalations, oxygène, gargarismes : quelquefois.

Le *traitement interne chez soi*, pour les faibles du côté droit à la même graduation qu'à Vichy. Le choix de la source est celui de la source Léon, additionnée d'un peu d'eau très chaude.

RÉGIME ÉMOLLIENT ET RAFRAICHISSANT

POUR LES FORTS SELON LE TEMPÉRAMENT BIOSCOPIQUE

Régime Emollient

Le blanc d'œuf est défendu.

Quatre repas au lait, aux viandes blanches, aux légumes verts bien cuits, aux purées, aux poissons légers, aux compotes, aux fruits bien mûrs.

Régime Rafraichissant

Deux ou trois repas.

Ce qu'il faut éviter : l'oseille, la groseille, les acides, la charcuterie, les sauces épicées, le gibier sauvage, les poissons à écailles, ni moules ni homard, les féculents trop secs, pois et haricots secs, la pâtisserie, le poivre, les hachis, la graisse, le beurre, les crudités, les hors-d'œuvre, le vin pur, l'alcool et les liqueurs.

Aliments recommandés. — Bouillons gras et maigres de toutes sortes. Viandes : moitié viande blanche, moitié viande noire, bœuf et veau, mouton et poulet, caneton et agneau. Poissons : de préférence les poissons de rivière. Légumes : tous les légumes verts bien cuits. Œufs et laitage. Dessert : choisir les fruits bien mûrs, rejeter les fruits acides.

Boissons : bordeaux, de préférence vin vieux, eau de la source Léon.

Ajouter trois pruneaux laxatifs au dessert. Préparation : on prend 16 grammes de follicules de casse ou de séné, on fait une infusion de trois quarts de verre d'eau bouillante, on laisse l'infusion trois quarts d'heure, on jette les feuilles, on ajoute 16 pruneaux, un verre de vin, un peu de cannelle, de sucre et de citron. On fait bouillir jusqu'à de bons pruneaux de dessert.

DEUXIÈME PARTIE

DE LA SPÉCIALITÉ DE L'ALBUMINURIE

Par la Bioscopie

La Bioscopie a pour but la recherche des lois mathématiques qui régissent l'état général des forces du malade par la mesure du travail biologique et hygrométrique des mains comparée quatre fois de suite entre la main droite et la main gauche dans des temps égaux et égale température chaude.

Le Bioscope sert à diagnostiquer le degré des forces de l'état général des albuminuriques d'après les chiffres exprimés par les mains.

Remarques sur le fil hygrométrique du Bioscope

Le fil bioscopique se comporte dans le cours de l'année de deux façons différentes : du 15 Mai au 15 Septembre, le mouvement des aiguilles dû à la torsion et à la détorsion du fil est régulier. Il suffit de compter en une minute le nombre de degrés obtenus à chacun des quatre temps pour avoir la formule mathématique. Mais du 15 Septembre au 15 Mai, ce n'est plus la même chose. La torsion du fil au premier temps se fait régulièrement, tandis qu'au deuxième temps et aux suivants, les torsions suivent une marche toute différente. Il y a nécessité d'attendre pour chaque temps deux, trois, quatre et cinq minutes avant que les aiguilles ne bougent, puis elles s'ébranlent et acquièrent un mouvement rapide décrivant une oscillation plus ou moins étendue. Il faut compter les degrés parcourus et les diviser par le nombre de minutes. On répète cette opération trois fois. D'où la formule mathématique de la bioscopie.

Indication de la nouvelle méthode

La nouvelle méthode diagnostique mathématiquement sans l'interrogatoire du consultant : 1° le degré de faiblesse des organes malades qui occupent le côté gauche ; 2° le degré de faiblesse des organes malades qui occupent le côté droit ; elle centralise *sur l'estomac* l'état de faiblesse albuminurique de tous les organnes du côté gauche. Elle centralise *sur le foie* l'état de faiblesse albuminurique de tous les organes du côté droit. Elle fonde ainsi pour les futurs médecins bioscopiques, la spécialité de l'albuminurie d'après la mesure de l'état général des forces bilatérales.

Usage de la nouvelle méthode

La Bioscopie appliquée au diagnostic caractérise : 1° le degré de force ou de faiblesse ; 2° le côté des organes faibles tant internes qu'externes, soit physiquement, soit dynamiquement ; 3° le côté de la digestion faible gastrique albuminurique ; 4° le côté de la digestion faible hépatique albuminurique ; 5° le degré d'écart de faiblesse des organes du côté gauche, *hyposthénie gauche* ; 6° le degré d'écart de faiblesse des organes du côté droit, *hyposthénie droite*.

Elle découvre une nouvelle manière de comprendre la faiblesse et la force, c'est-à-dire *l'hyposthénie* et *l'hypersthénie*. Elle prouve que si un côté est hyposthénique, l'autre côté est forcément hypersthénique. Rarement les deux côtés sont égaux. Il y a toujours un côté plus faible et un côté plus fort soit physiquement, soit dynamiquement.

La Bioscopie appliquée à la Thérapeutique constitue la Biothéraphie qui se divise en une infinité de branches : Biothérapie hygiénique, alimentaire, pharmaceutique, thermale, hydrothérapique, électrothérapique, métallothérapique bactériothérapique et la biothérapie appliquée à l'albuminurie, etc., etc. L'aphorisme principal de la Biothérapie consiste à admettre que la nature peut opérer la guérison des malades, sans remèdes, par le seul fait du retour à l'équilibre normal des forces qui forment l'unité de la vie.

La *Bioscopie appliquée au traitement* trouve que les faibles du côté gauche, *les gastriques*, ont besoin d'un régime et d'un traitement toniques, fortifiants, tandis que les faibles du côté droit, *les hépatiques*, réclament un régime et un traitement émollients et débilitants. *Les gastralgiques et les hépatalgiques* doivent recourir à un régime mixte à la ſois tonique, débilitant et raſraichissant.

Répartition de la force bilatérale

La Bioscopie appliquée au pronostic classe la nature, la durée et la gravité des maladies d'après les trois rapports qui constituent les formules mathématiques de la Bioscopie. Il y a 4 séries. 1re SÉRIE : trois rapports, chacun ne dépassant pas 20 o/o, indiquent l'état général bon et favorable. 2me SÉRIE : trois rapports ayant chacun un écart de 20-40 o/o, caractérisent un état général troublé difficile. *Cette série comprend les diathésiques et les dyscrasiques.* 3me SÉRIE : trois rapports, dépassant chacun 40 o/o, désignent un état général nerveux ou de poussées nerveuses. 4me SÉRIE : trois rapports mixtes, évoluant séparément dans une des trois séries ci-dessus, constituent un état général variable.

Principes de la Bioscopie

L'unité de la vie est un rapport d'équilibre dans la répartition bilatérale de la force motrice de la nutrition.

Or, s'il y a unité dans la vie, il y a unité dans le mode d'action de toutes les forces qui la composent. Ces forces sont multiples, connues ou inconnues ; les principales sont physiques, chimiques, mécaniques, nerveuses, électriques, sanguines, lymphatiques, digestives, respiratoires, circulatoires, sécrétoires, cellulaires, musculaires, osseuses, etc., etc. S'il y a unité dans le mode d'action de toutes ces forces, cette unité ne peut résulter que d'une seule et même cause, confondue et mêlée à tout le travail fonctionnel, organique et animal. Cette cause unique est pour le Bioscopiste *la Vibration* ; tout comme pour le physicien, la vibration est cause du son, de la lumière et probablement de la chaleur et de l'électricité. La vibration dans le mouvement de la vie, telle est la cause première de la force motrice de la nutrition et du vitalisme général, bilatéral et local.

Diagnostic de l'état général des albuminuriques

La Bioscopie a pour but l'observation de la force motrice qui anime l'état général, étudié dans les différentes évolutions du travail biologique cutané qui se produisent sous son influence entre le côté droit et le côté gauche.

Nous pratiquons à Vichy cette spécialité de consultations depuis vingt-cinq ans. Nos malades nous sont très fidèles et tous désirent connaître le degré de leur force bioscopique avant et aprés leur traitement thermal. Le magnétisme, le somnambulisme, l'hypnotisme, la chiromancie, la dynamométrie, la gaucherie, la droiterie, n'ont rien de commun avec notre nouvelle méthode de consultations médicales. Elle est fondée sur l'état biologique et hygrométrique des mains animé par les nerfs dont la vitesse de 144 mètres par seconde envahit tout le corps instantanément : d'où il résulte que les variations d'intensité de l'état des forces de la main gauche sont les mêmes que celles de l'estomac et des organes de tout le côté gauche et que les variations d'intensité de l'état des forces de la main droite sont les mêmes que celles du foie et de tous les organes du côté droit. La Bioscopie considère l'estomac comme le centre dynamique du côté gauche et le foie comme le centre dynamique du côté droit. Les digestions gastriques et hépatiques alimentent cette sorte de pile et activent le grand sympathique chargé de la nutrition bilatérale. Au point de vue pratique, la bioscopie possède le grand avantage de diagnostiquer sans l'interrogatoire par des formules mathématiques, la nature et la gravité de l'état général en indiquant le traitement et le régime qu'il convient de faire suivre.

Il y a albuminurie gastrique passive s'il y a faiblesse dans l'état des forces de la main gauche par rapport à celui de la main droite.

Il y a albuminurie hépatique passive s'il y a faiblesse dans l'état des forces de la main droite par rapport à celui de la main gauche.

Il y a albuminurie nerveuse gastrique ou *Gastralgie passive* si l'état dynamique des mains est à la première épreuve faible de la main droite et à la contre-épreuve faible de la main gauche. Les deux côtés sont faibles, mais il y a plus de faiblesse à gauche.

Il y a albuminurie nerveuse hépatique ou *Hépatalgie passive* si le travail des mains est à la première épreuve faible de la main gauche et à la deuxième épreuve ou contre-épreuve faible de la main droite. Les deux côtés sont faibles mais il y a plus de faiblesse à droite.

Si l'état bilatéral des forces est hypersthénique du côté gauche il y a *albuminurie gastrique active ou albuminurie gastralgique active*. Si l'état bilatéral des forces est hypersthénique du côté droit il y a *albuminurie hépatique active* ou *albuminurie hépatalgique active*. On reconnaît l'état *actif* aux souffrances qui sont portées du côté opposé à l'hyposthénie bioscopique passive.

Un changement d'équilibre trop prompt dans le travail des mains sert de caractéristique à la nervosité albuminurique de l'estomac et du foie. Le degré de gravité de l'albuminurie gastrique passive se mesure au degré d'écart d'équilibre de 100 à 50 o/o. Le degré de gravité de l'albuminurie hépatique passive se mesure au degré d'écart d'équilibre de 100 à 200 o/o. Le traitement et le régime sont toniques pour les maladies de l'hyposthénie gastrique, débilitants pour les maladies de l'hyposthénie hépatique, variables pour les maladies nerveuses. Avec les formules mathématiques de l'état dynamique des mains, la bioscopie résout le probléme si difficile du diagnostic différentiel *des dyspepsies albuminuriques*, ou gastriques, ou hépatiques, ou nerveuses que la science clinique n'avait pu élucider jusqu'à ce jour et à l'occasion duquel les plus illustres membres du corps médical se trouvent si souvent en désaccord.

Un traitement chez soi de 20 jours avec la source *Léon* à 35°, suffit pour ramener le vitalisme bilatéral à un parfait équilibre. Nous nous tenons à la disposition des Docteurs qui désireraient pratiquer notre spécialité de consultations. Nous pouvons leur donner l'assurance d'une réussite qui leur donnera beaucoup de réputation et de beaux bénéfices.

De la recherche des lois de l'unité des forces de l'état général avec l'ensemble des courants nerveux.

Obsédé par l'idée d'appliquer au diagnostic la méthode mathématique et de remplacer le système expectant par la voie expérimentale, M. le Dr Collongues a consacré sa vie à l'étude de deux problèmes dont la solution constitue pour la science et la physiologie une invention de la plus grande utilité : la *Dynamoscopie* et la *Bioscopie*.

La Dynamoscopie *donne le moyen de connaître l'intensité des courants nerveux de la vie de relation par la vibration musculaire animée par les nerfs du cerveau et de la moelle.*

La Bioscopie *donne les lois mathématiques des courants de la vie de nutrition bilatérale par les vibrations des glandes cutanées des mains, sous la dépendance du grand sympathique.*

Ces découvertes qui permettent à la médecine de constater avec une rigueur mathématique les transformations successives de la machine humaine, devaient trouver une application avantageuse dans la surveillance d'une cure thermale ou d'une médication quelconque.

Les Eaux de Vichy exercent sur la nutrition une action des plus énergiques. En 21 jours, elles opèrent la décongestion du foie : C'est assez dire combien leur absorption a besoin d'une grande surveillance, afin d'éviter les inconvénients graves qui pourraient entraîner pour l'organisme une modification trop rapide.

Avec la *Bioscopie*, la surveillance est très facile.

Le médecin bioscope son malade à l'arrivée et au départ. Il constate l'action thermale sur la vie du grand sympathique et les modifications hydro-thermales que ce nerf imprime à l'état général.

De même que le mécanicien connait la pression de la vapeur contenue dans la chaudière de sa machine par la simple lecture du manomètre placé sous ses yeux et modifie, à sa volonté, la pression en activant ou modérant le foyer ; de même le médecin avec le bioscope suit l'organisme du malade, l'effet des eaux et accélère ou diminue leur action en réduisant ou augmentant les quantités à absorber, ou en changeant les sources.

Il est facile de comprendre les avantages de cette méthode et le jour n'est pas loin où la Bioscopie prendra le rang qui lui est dû dans les sciences médicales, parce qu'elle ne s'occupe que de l'étude de la force motrice de la nutrition dans ses manifestations fonctionnelles, et que la vie est supérieure à tout.

Formules mathématiques de l'état général.

Comment faut-il prendre ses formules ?

Le Bioscope, sorte de balance hygométrique, repose sur la sensibilité de son fil de coton tordu. Cette sensibilité est fort grande puisqu'elle mesure la transpiration insensible d'une main chaude et sèche.

L'appareil est posé devant le consultant. Les deux mains sont mises dans un manchon de dame pour égaliser la chaleur vitale. On entoure le poignet de l'avant-bras droit d'un boa pour empêcher le courant d'air dans l'appareil. La main droite est introduite ouverte, le creux de la main regardant le fil. Aussitôt les aiguilles se mettent à tourner de gauche à droite. On prend pour unité de temps pour chaque main la durée d'une minute.

On refait cette même opération pour la main gauche après avoir ouvert les quatre fenêtres du Bioscope afin de permettre au fil tordu par l'humidité de se détordre par son évaporation.

Cette première épreuve comprend deux chiffres et leur rapport. On fait la contre épreuve,

La moyenne des deux rapports sert à mesurer les degrés du vitalisme bioscopique.

Formules de la Bioscopie

Elles sont au nombre de cinq qu'on peut réduire à deux.

FORMULE 1re. — *Les équilibrés* sont représentés par 100 o/o. Le travail fonctionnel organique se trouve égal du côté droit et du côté gauche. Cette formule est rare et sans indications thérapeutiques.

Formules 2 et 3. — *Les faibles gauches stables et instables.*

Formule 2. — Les faibles gauches *stables* évoluent de 50 à 100 o/o. Les forces bioscopiques et les organes sont plus faibles du côté gauche que du côté droit.

Variété. — Formule 3 : Les faibles gauches *instables* ont un premier rapport fort gauche et un deuxième rapport faible gauche. Ils ont une impressionnabilité trop vive du système nerveux et les organes plus faibles du côté gauche. — Ces formules nos 2 et 3 caractérisent le diagnostic des *gastriques* et des *gastralgiques.*

Formules 4 et 5. — *Les faibles droits stables et instables.*

Formule 4 : Les faibles droits *stables* évoluent de 100 à 200 o/o. Les forces bioscopiques et les organes sont plus faibles à droite qu'à gauche.

Variété. — Formule 5 : Les faibles droits *instables* ont un 1er rapport faible gauche et un 2me rapport fort gauche. Ils ont une impressionnabilité trop vive du système nerveux et les organes plus faibles du côté droit. Ces formules nos 4 et 5 caractérisent le diagnostic des *hépatiques* et des *hépatalgiques.*

Tableau de quelques formules mathématiques de la bioscopie

1re Formule. Les équilibrés ou bien portants

1re Epreuve $\frac{m\ g\ 12}{m\ d\ 12}$ Rap. 100 0/0

2me Epreuve $\frac{m\ g\ 12}{m\ d\ 12}$ Rap. 100 0/0

Moyenne 100 0/0

Formule type. Elle est rare dans la pratique et sans indication.

2me FORMULE. **Les faibles gauches stables ou gastriques**

1re Epreuve $\frac{m\ g\ 6}{m\ d\ 12}$ Rap. 50 0/0

2me Epreuve $\frac{m\ g\ 8}{m\ d\ 12}$ Rap. 66 0/0

Moyenne 58 0/0

Cette formule indique les organes faibles du côté gauche.

3me FORMULE. **Les faibles gauches instables ou gastralgiques**

1re Epreuve $\frac{m\ g\ 24}{m\ d\ 12}$ Rap. 200 0/0

2me Epreuve $\frac{m\ g\ 6}{m\ d\ 12}$ Rap. 50 0/0

Moyenne 125 0/0

Cette formule indique une impressionnabilité trop vive et les organes faibles plutôt du côté gauche.

4me FORMULE. **Les faibles droits stables ou hépatiques**

1re Epreuve $\frac{m\ g\ 24}{m\ d\ 12}$ Rap. 200 0/0

2me Epreuve $\frac{m\ g\ 18}{m\ d\ 12}$ Rap. 150 0/0

Moyenne 175 0/0

Cette formule indique les organes faibles du côté droit.

5me FORMULE. **Les faibles droits instables ou hépatalgiques**

1re Epreuve $\frac{m\ g\ 6}{m\ d\ 12}$ Rap. 50 0/0

2me Epreuve $\frac{m\ g\ 24}{m\ d\ 12}$ Rap. 200 0/0

Moyenne 125 0/0

Cette formule indique une impressionnabilité trop vive et les organes faibles plutôt du côté droit.

NOTA. — Le deuxième rapport obtenu par la contre-épreuve de la formule bioscopique mérite une attention toute particulière parce qu'il fixe le diagnostic :

1° De la maladie de l'estomac, s'il y a hyposthénie du côté gauche ;

2° De la maladie du foie, s'il y a hyposthénie du côté droit.

Termes de Bioscopie

Equilibre 100 0/0 ; coefficient bioscopique, un seul rapport ; force motrice de l'état général, la moyenne de deux rapports.

Degrés de la force et de la faiblesse

Mesure des Degrés de l'Etat Général

8ᵉ	degré	=	200 0/0	Les forts gauches: Hypersthénie gauche gauche avec Hyposthénie droite.	
7.	—	=	180 0/0		
6ᵉ	—	=	166 0/0	—	—
5ᵉ	—	=	150 0/0	—	—
4ᵉ	—	=	133 0/0	—	—
3ᵉ	—	=	125 0/0	—	—
2ᵉ	—	=	112 0/0	—	—
1ᵉʳ	—	=	100 0/0	*point fixe de la main droite,*	
2ᵉ	—	=	88 0/0	—	—
3ᵉ	—	=	80 0/0	—	—
4ᵉ	—	=	75 0/0	—	—
5ᵉ	—	=	66 0/0	—	—
6ᵉ	—	=	60 0/0	Les faibles gauches: Hyposthénie gauche gauche avec Hypersthénie droite.	
7ᵉ	—	=	56 0/0		
8ᵉ	—	=	50 0/0	—	—

Proportionnalités bioscopiques de l'hypothénie gauche et droite

Si 2	du côté droit	égale	100	2	du côté gauche	égalera	100 0/0 :	Équilibre.
— 2	—	—	100	1	—	—	50 0/0 :	Hyposthénie gauche de moitié.
— 1	—	—	100	2	—	—	200 0/0 :	— droite de moitié.
Si 3	du côté droit	égale	100	3	du côté gauche	égalera	100 0/0 :	Equilibre.
— 3	—	—	100	2	—	—	66 0/0 :	Hyposthénie gauche d'un tiers.
— 2	—	—	100	3	—	—	150 0/0 :	— droite d'un tiers.
Si 4	du côté droit	égale	100	4	du côté gauche	égalera	100 0/0 :	Équilibre.
— 4	—	—	100	3	—	—	75 0/0 :	Hyposthénie gauche d'un quart.
— 3	—	—	100	4	—	—	133 0/0 :	— droite d'un quart.
Si 5	du côté droit	égale	100	5	du côté gauche	égalera	100 0/0 :	Équilibre.
— 5	—	—	100	4	—	—	80 0/0 :	Hyposthénie gauche d'un cinquième.
— 4	—	—	100	5	—	—	125 0/0 :	— droite d'un cinquième.

APPLICATIONS des FORMULES BIOSCOPIQUES

A L'ÉTAT GÉNÉRAL DES ALBUMINURIQUES

Tempérament bioscopique

La 1re formule diagnostique le tempérament fort. La 2me formule, le tempérament gastrique. La 3me formule, le tempérament nerveux gastralgique. La 4me formule, le tempérament hépatique bilieux. La 5me formule, tempérament nerveux hépatalgique.

Diagnostic bioscopique

La Bioscopie ne reconnait pour le diagnostic de l'état bilatéral que deux classes de maladie : L'albuminurie gastrique, *gastralgique passive* : 2° L'albuminurie hépatique, *hépatalgique passive.*

La formule n° 1 avec 100 o/o et sans indications.

La formule n° 2 avec deux rapports de 50 à 100 o/o diagnostique l'albuminurie gastrique passive. Cette albuminurie est *ou simple, ou compliquée, ou diathésique : 1e Simple,* si l'estomac est seul engagé. 2° *Compliquée,* si elle provient d'une affection d'un ou plusieurs organes qui entourent l'estomac, comme : le lobe gauche du foie, la rate, la portion gauche du colon transverse ou de l'intestin, *le rein gauche.* Cette albuminurie peut coïncider avec la colique hépatique, la jaunisse du lobe gauche, l'hypertrophie de la rate, la colite, l'entérite et la colique néphrétique *du rein gauche.* L'albuminurie gastrique et la gastralgie passive peuvent même venir d'une maladie des organes qui sont fort éloignés de l'estomac. 3° *Diathésique ou dyscrasique* si l'état général est rhumatisant, arthritique, goutteux, graveleux, diabétique, obésique, syphilitique, scrofuleux, microbien, catarrhal, purulent, cancéreux, herpétique.

La formule n° 3 avec un premier rapport de 200 à 100 o]o et un 2e rapport de 100 à 50 o/o diagnostique *l'albuminurie nerveuse de l'estomac ou Gastralgie passive* qui est ou simple ou compliquée, ou diathésique. Dans ce cas, les 2 côtés sont faibles et nerveux mais plus du côté gauche que du côté droit.

La formule n° 4 avec deux rapports de 100 à 200 o/o diagnostique l'*albuminurie hépatique ou colique hépatique passive albuminurique.* Cette albuminurie est ou simple, ou compliquée, ou diathésique : 1° *Simple,* si le lobe droit du foie est seul engagé ; 2° *Compliquée,* si elle est symptomatique d'une maladie d'un ou plusieurs organes qui entourent le foie et son lobe droit, comme : le duodénum, le vésicule biliaire et ses conduits, le pancréas, la portion droite du colon transverse de l'intestin, *le rein droit.* Cette albuminurie coïncide avec la colique hépatique et la jaunisse du lobe droit, la duodénite, la pancréatite, la colite et l'entérite droite qui produit souvent l'ictère catarrhal, la colique néphrétique *du rein droit.* L'albuminurie hépatique passive peut aussi venir d'un organe qui peut être fort éloigné du foie. 3° *Diathésique ou dyscrasique,* si l'état général est rhumatisant, arthritique, goutteux, graveleux, diabétiques, albumineux, obésique, syphilitique, scrofuleux, microbien, catarrhal, purulent, cancéreux, herpétique.

La formule n° 5 avec un premier rapport de 50 à 100 o/o et un 2° rapport de 100 à 200 o|o diagnostique l'*albuminurie nerveuse du foie ou hépatalgie passive* qui est ou simple, ou compliquée, ou diathésique. Dans ce cas, les deux côtés sont faibles et nerveux, mais plus du côté droit que du gauche. Si l'état général des forces est hypersthénique du côté gauche il y a *albuminurie gastrique active ou albuminurie gastralgique active* ; si l'état bilatéral des forces est hypersthénique du côté droit, il y a *albuminurie hépatique active* ou *albuminurie hépatalgique active.* On reconnaît *l'état actif* aux souffrances qui sont portées du côté opposé à l'hyposthénie bioscopique passive.

Remarque

Quand faudra-t-il mettre à la place du diagnostic de l'hyposthénie celui de l'hypersthénie? C'est-à-dire quand faudra-t-il diagnostiquer une hépatite à l'état actif à la place d'une gastrite à l'état passif, ou une gastrite active à la place d'une hépatite passive ?

Si la formule bioscopique diagnostique l'hyposthénie gastrique et que le malade se plaigne du côté droit, du côté du foie, il faudra considérer l'hypersthénie droite comme dominatrice et diagnostiquer l'hépatite à l'état actif. Et cela d'après la loi physiologique de la bioscopie qu'il n'y a pas d'hyposthénie sans hypersthénie ; on reconnaîtra de la même façon la gastrite à l'état actif à la place d'une hépatite à l'état passif.

Traitement bioscopique

Le traitement et le régime des formules n°s 2 et 3 doivent être toniques. Régime au bouillon, à des viandes noires rôties ou grillées, aux légumes verts bien cuits. Boisson au vin rouge coupé d'eau *Léon Saint-Yorre* froide. On boira quatre fois par an, 20 jours de suite, à 35°, 1/2 litre d'eau de la *Source Léon* chaude en dehors des repas.

Le traitement et le régime des formules n° 4, n° 5, doivent être débilitants. Régime au lait, aux viandes blanches ; régime végétarien. Couper le vin blanc d'eau *Léon* froide comme boisson. On boira quatre fois l'an, 20 jours de suite, à 40°, un litre de la *Source Léon* chaude en dehors des repas.

Indications du Pronostic et du traitement bioscopique par le degré de gravité de l'état général des Albuminuriques.

Chaque formule (n°s 2, 3, 4, 5) donne trois rapports ou écarts d'équilibre :

1° Trois écarts au-dessous de 20 o/o indiquent un pronostic bon et favorable et un traitement simple.

2° Trois écarts de 20 o/o à 40 o/o désignent un pronostic troublé, difficile, et une médication dépurative sérieuse, soit par les eaux minérales soit par l'iodure de potassium.

3° Trois écarts au-dessus de 40 o/o caractérisent une poussée nerveuse de vapeur ou de chaleur trop mouvementée et un traitement anti nerveux.

4° Trois écarts mixtes pris chacun dans des trois catégories précédentes, présagent un pronostic variable et une médication tantôt expectante, tantôt dépurative.

CLASSIFICATION BIOSCOPIQUE

DES FAIBLES ET DES FORTS

Les faibles sont hyposthéniques du côté gauche, nous les désignons sous le nom d'**albuminuriques gastriques** ou **gastralgiques.**

Les forts sont hyposthéniques du côté droit, et nous les appelons **albuminuriques hépatiques** ou **hépatalgiques.**

Nous prions nos lecteurs de vouloir bien remarquer que notre médecine bioscopique n'est pas la même que celle qui a été suivie jusqu'ici.

Notre diagnostic, notre pronostic et notre traitement s'appuient et prennent pour base de toute observation l'état dynamique des deux courants, qui animent les deux côtés du corps. Nous ne désignons pas la nature de ces courants que nous croyons être nerveuse. Nous les étudions par la différence d'intensité biologique de la sécrétion cutanée comparée entre la main droite et la main gauche. Toutes nos observations afirment: 1° qu'il y a toujours un courant plus faible d'un côté que de l'autre; 2° que le courant secrétoire faible de la main droite est en même temps faible pour la fonctionnalité de tous les organes du même côté et que le courant sécrétoire faible de la main gauche est en même temps faible pour la fonctionnalité de tous les organes du côté gauche; 3° que l'intensité de ces deux courants est en raison inverse et proportionnelle entre le côté droit et le côté gauche, c'est-à-dire que si le courant droit est plus faible d'un tiers, celui de gauche est plus fort d'un tiers et réciproquement. — Pour mesurer le degré d'intensité de ces deux courants dynamiques, nous nous servons du Bioscope et de la méthode bioscopique.

De l'état géneral bioscopique et la vie organique du grand sympathique.

La Bioscopie démontre que les courants bilatéraux de la vie organique sont directs et non entrecroisés. Les courants sécrétoires de la main droite animent directement tous les organes du côté droit et ceux de la main gauche sont les mêmes que ceux qui animent directement tous les organes du côté gauche. Leurs rapports sont toujours proportionnels en plus d'un côté et en moins de l'autre. Les formules mathématiques de la bioscopie prennent pour base de toute observation la différence des quantités secrétoires des glandes cutanés entre la main droite et la main gauché dans des temps égaux et à égale température. Ces formules permettent d'établir la classification : 1° *des personnes faibles* stables ou instables : 2° *des personnes fortes* stables ou instables, selon la répartition des deux courants sécrétoires bilatéraux. Le courant dynamique sécrétoire faible de la main gauche par rapport au courant fort de la main droite désigne *les personnes fortes*. La 1re formule qui désigne l'équilibre absolu, 100 pour 100, est fort rare et ne compte que théoriquement. Chaque formule exige une première et une seconde épreuve avec une moyenne. La 2e formule montre à la 1re et à la 2e épreuve moins de sécrétion cutanée à la main gauche qu'à la main droite : c'est la formule des *personnes faibles stables*. La 3e formule découvre qu'à la 1re épreuve la main gauche a plus que la main droite et qu'à la 2e épreuve la même main gauche a moins que la main droite : c'est la formule des *personnes faibles instables nerveuses*. La 4e formule montre à la 1re et à la 2e épreuve plus de sécrétion cutanée à la main gauche qu'à la main droite : c'est la formule des *personnes fortes stables*. La 5e formule découvre qu'à la 1re épreuve la main gauche a moins que la main droite et qu'à la 2e épreuve la main gauche a plus que la main droite : c'est la formule des *personnes fortes instables nerveuses*.

De l'état général bioscopique et de la vie animale des cérébro-spinaux.

Les courants vibratoires musculaires de la vie animale sont entrecoisés. La Bioscopie *dynamoscopique* mesure, par l'intensité du son musculaire au bout des index, l'intensité des courants nerveux entrecroisés cérébro-spinaux, courants qui produisent la contractilité des muscles de l'avant-bras. Cette étude a été appliquée à la physiologie des paralysies. Elle compare les deux notes produites au bout des deux index.

La cessation du murmure vibratoire musculaire d'un côté indique qu'il faut chercher la cause de la maladie paralytique dans les centres nerveux du côté opposé au doigt qui donne le moins de vibrations. Dans l'hémiplégie, causée par l'hémorrhagie cérébrale, le bruit musculaire cesse du côté opposé à l'hémisphère cérébral atteint de congestion. (Voir notre *Traité de Dynamoscopie* publié à Paris chez P. Asselin, 1862).

De l'état général bioscopique et de l'unité du travail dynamique dans la répartition des forces.

La Bioscopie nous apprend que la sécrétion manuelle la plus faible correspond au côté qui a les organes les plus faibles et qui se nourrit le moins. La Bioscopie dynamoscopique nous enseigne que. dans la paralysie, la vibration digitale la plus faible désigne la maladie cérébro-spinale du côté opposé au son le plus faible. La dynamométrie est une science distincte de la dynamoscopie. La dynamométrie mesnre la force musculaire en action qui soulève un poids. La dynamoscopie se rend compte du courant musculaire nerveux qui fait vibrer le muscle à l'état de repos. La dynamoscopie est distincte de la science des droitiers et des gauchers. La bioscopie prouve que la sécrétion cutanée de la main droite est chez les droitiers, très souvent, plus faible que la sécrétion cutanée de la main gauche. La chaleur n'est pas cause de la sécrétion cutanée mais bien les nerfs qui desservent les glandes sudorifères. Il y a quantités de mains chaudes et sèches et quantités de mains froides et humides, La bioscopie est la science des nerfs produisant le travail bilatéral des glandes sudorifères des mains.

Comme le cerveau a deux hémisphères et qu'il se nourrit d'une façon bilatérale à la façon de tous les autres organes, le côté du cerveau qui a le moins d'intensité est compensé par l'autre côté du cerveau qui en a le plus. Or, les nerfs du cerveau sont entrecroisés. Il y a donc obligation à ce que les courants bioscopiques du cerveau gauche qui sont faibles passent du côté droit et à ce que les courants du cerveau droit qui sont forts passent du côté gauche. De là l'explication rationnelle que l'entrecroisement des nerfs cérebro-spinaux résulte d'une loi d'équilibration naturelle indispensable à l'harmonie et à la coordination des forces qui composent l'unité du travail mécanique de toute la machine humaine. L'unité de la vie se produit par un rapport d'union au moment où les forces bilatérales se confondent et s'unifient par l'entrecroisement des nerfs. Le courant dynamique fort augmente le courant faible et ce dernier diminue le courant fort. Le mouvement général de la vie se trouve ainsi dans un état de constante équilibration.

Le vitalisme bioscopique de la nutrition du cerveau donne à cet organe deux nouvelles fonctions : 1° celle d'être le régulateur de la vie organique ; 2° celle de stimuler et de réveiller la torpidité des organes paresseux.

Thérapeutique bioscopique Mode d'action des Eaux de Vichy sur l'état général des albuminuriques.

Tous nos travaux de Bioscopie, poursuivis avec ténacité depuis vingt-cinq ans, nous prouvent qu'il faut diriger la Cure thermale en agissant sur le grand sympathique et non sur le sang. On pourrait appeler le grand sympathique le tisserand de chaque organe en particulier et de leur fonctionnalité locale, bilatérale et générale. Les Eaux de Vichy ont une action directe sur le réseau des nerfs de la digestion et de la nutrition. Or, il n'est pas besoin pour obtenir un bon résultat des Eaux de boire beaucoup parce que leur action sur le grand sympathique suffit pour faire une bonne Cure thermale. Il faut, au contraire, boire peu et par petits coups répétés parce que si on boit trop, c'est à-dire à forte dose on agit sur le sang qui se lave trop et s'affaiblit. La bioscopie thermale de Vichy a ainsi trouvé scientifiquement et expérimentalement la solution du problème que la Science cherchait depuis longtemps, problème qui consiste à admettre qu'il faut agir pendant la Cure thermale sur le grand sympathique et non sur le sang.

Le dosage de la sécrétion cutanée des mains donne la mesure mathématique de la nutrition du corps par sa dénutrition, et dans cette balance incessante du départ de la nourriture usée sortant par la peau, nous arrivons à déterminer le côté faible et le côté de l'organe malade.

Les Eaux de Vichy guérissent par leurs propriétés physiques, digestives, chimiques et vitales. Elles doivent leurs propriétés digestives à la grande quantité de gaz acide-carbonique qu'elles contiennent. Elles doivent leurs propriétés chimiques à leur alcalinité, dont le bicarbonate de soude forme la base principale. Elles doivent leurs propriétés vitales à une force spéciale : la force d'équilibration.

Sous l'influence de la boisoon des Eaux de Vichy, le travail mécanique du côté droit et du côté gauche s'égalise dans l'espace de quatorze à vingt-huit jours. Cette équilibration générale des forces sous l'influence des Eaux de Vichy rend aux sécrétions l'harmonie générale qui leur faisait défaut avant la Cure.

La guérison des maladies en une saison est la conséquence de l'équilibration de toutes les fonctions et de la lessive alcaline. La bioscopie seule par le travail mathématique de la peau à droite et à gauche, modifiée par la Cure thermale, permet de suivre, chez chaque malade en particulier, les progrès de la guérison, l'amélioration ou l'insuffisance du traitement.

La Bioscopie met en lumière des faits que la chimie est impuissante à expliquer. Pour certains les Eaux de Vichy affaiblissent, et pour d'autres elles fortifient. Les Médecins qui exercent à Vichy ne peuvent avoir que cette dernière opinion, tant elle est évidente pour eux qui voient ces Eaux produire autant de bien aux anémiques qu'aux pléthoriques. Du reste, les Médecins qui considèrent Vichy comme débilitant, sont les premiers à y envoyer pour les coliques hépatiques, sans s'inquiéter si les personnes, qui en sont atteintes sont anémiques ou pléthoriques.

Le docteur Collongues possède depuis 1873 jusqu'à 1892 dix mille observations prises avec le Bioscope sur des personnes de tout ordre. Il a trouvé tous les ans les mêmes résultats.

La force des Eaux rappelle le rétablissement de l'harmonie et l'équilibre des forces organiques par l'équilibration des deux courants nerveux bilatéraux. Le Bioscope détermine mathématiquement au début du traitement le déséquilibre de la sécrétion cutanée, et, à la fin du traitement le rétablissement de l'équilibre.

Nous pouvons assurer qu'avec une bonne méthode de traitement, les Eaux de Vichy fortifient le malade par la bonne répartition des nerfs et du sang entre le côté droit et le côté gauche.

L'équilibre dynamique général, bilatéral et local se rétablit sous l'influence thermale.

De la Biothérapie bioscopique à Vichy.

Explication rationnelle de la correspondance biologique entre l'estomac et la main gauche, le foie et la main droite.

Si le traitement par les Eaux de Vichy est favorable, l'état général bioscopique monte de 50 à 100 o/o pour les maladies de l'estomac ; il descend au contraire de 200 à 100 o/o pour les maladies du foie. Si le traitement est défavorable, l'état des forces bioscopiques s'éloigne du 100 o/o au lieu de s'en rapprocher. Les observations thermales bioscopiques prouvent tous les ans, depuis vingt-cinq ans, que les formules de la Bioscopie donnent la mesure du degré d'amélioration acquis pendant le traitement de l'albuminurie. Elles nous disent aussi si les Eaux n'ont rien fait ou ont été défavorables. Cette mesure nous est donnée par l'état dynamique des mains. Quels sont donc les liens physiologiques qui peuvent unir l'estomac avec la main gauche et le foie avec la main droite? Nous ne pouvons les trouver dans l'étude anatomique, chimique, bactériologique et fonctionnelle de ces organes si différents, car ils n'ont à ce point de vue rien de commun. Il faut donc les chercher ailleurs que dans l'anatomie, la chimie, la bactériologie et les fonctions... La Bioscopie les démontre et trouve leur raison d'être dans les concensus des courants nerveux du grand sympathique et des cérébro-spinaux qui unissent instantanément toutes les parties du corps avec une rapidité extraordinaire en mettant les courants nerveux comme trait d'union entre l'estomac et la main gauche, le foie et la main droite. Ces rapports sont bien établis par des formules mathématiques et nos recherches thermales. Ils sont dûs aux courants bilatéraux qui ne sont jamais ou presque jamais égaux à droite et à gauche. Quand le courant de gauche est plus faible que celui de droite, c'est l'estomac qui est malade ou les organes qui sont autour de l'estomac ; quand les courants de droite sont plus faibles que ceux de gauche, c'est le foie qui est malade ou les organes qui sont autour du lobe droit. Pour s'en convaincre, il suffit de bioscoper le malade à Vichy au commencement, au milieu et à la fin du traitement thermal. En dehors de l'anatomie, du chimisme, du microbisme de la fonctionnalité physiologique, il y a dans le corps quelque chose de plus que la science médicale désigne sous le nom de nerveux. Or jusqu'à nos études sur la Bioscopie la science des nerfs n'avait rien de précis et de bien défini. L'étude des forces bioscopiques et ses formules mathématiques sont la cause de la nouvelle méthode clinique et thérapeutique pour la spécialité des maladies de l'état général des albuminuriques.

Observations bioscopiques à Vichy. (1)

1re Classe. — Les albuminuriques GASTRIQUES

FORMULE : 2 rapports successifs au-dessous de 100 0/0.

M. T... — Albuminurique gastrique

Arrivée...	94 0/0	75 0/0	moyenne	84 0/0
Moitié T..	100 0/0	85 0/0	—	93 0/0
Fin T....	105 0/0	105 0/0	—	105 0/0

Les albuminuriques GASTRALGIQUES

FORMULE : 1er Rapport au-dessus de 100 0/0 ; 2e rapport au-dessous de 100 0/0.

M. L... — Albuminurique gastralgique

Arrivée...	163 0/0	85 0/0	moyenne	124 0/0
Moitié T..	120 0/0	82 0/0	—	100 0/0
Fin T.....	83 0/0	70 0/0	—	76 0/0

---

(1) Voir notre *Mémoire sur la mesure du degré de réaction bioscopique*, 10 ans d'observations (Imprimerie Paul Voxenat, Vichy. 1890).

2me Classe. — **Les albuminuriques HÉPATIQUES**

Formule : 2 Rapports successifs au-dessus de 100 0/0

M. H... — **Albuminurique hépatique**

Arrivée...	208 0/0	129 0/0	moyenne	168 0/0
Moitié T..	158 0/0	119 0/0	—	138 0/0
—	110 0/0	106 0/0	—	108 0/0
Fin T.....	109 0/0	88 0/0	—	98 0/0

Les albuminuriques HÉPATALGIQUES

Formule : 1er Rapport au-dessous de 100 0/0 ; 2me rapport au-dessus de 100 0/0.

M. E... | **Albuminurique hépatalgique**

Arrivée...	70 0/0	350 0/0	moyenne	210 0/0
Moitié T..	153 0/0	158 0/0	—	155 0/0
Fin......	80 0/0	154 0/0	—	117 0/0

De l'état général bilatéral à l'état passif et à l'état actif.

La Bioscopie explique les conditions biologiques entre l'état passif d'un côté du corps et l'état actif de l'autre côté, désignant ainsi les organes faibles ou malades d'une part, et d'autre part les organes forts en suractivité. L'hyposthénie gauche indique une maladie du côté gauche, et l'hyposthénie droite une maladie du côté droit.

Pour bien comprendre le mécanisme de l'état général bioscopique tel que la force motrice le produit, il est essentiel de se pénétrer des réflexions suivantes : La Bioscopie traduit en formules mathématiques le travail qui élabore la sécrétion cutanée bilatérale, et c'est à l'aide de ces formules que la Bioscopie diagnostique le côté des organes faibles ou malades et le côté des organes forts en suractivité. Elle formule quatre sortes de diagnostics : 1° Si le lobe droit du foie ou *le rein droit albuminurique* sont congestionnés *à l'état passif atonique*, la Bioscopie indique l'état hyposthénique du côté droit et l'état hypersthénique du côté gauche. 2° Si l'estomac ou la rate, ou le lobe gauche du foie, ou *le rein albuminurique* sont congestionnés *à l'état passif atonique*, la Bioscopie désigne l'état hyposthénique du côté gauche et l'état hypersthénique du côté droit. 3° Si le lobe droit du foie ou *le rein droit albuminurique* sont congestionnés *à l'état aigu actif*, la Bioscopie diagnostique l'état hypersthénique du côté droit et l'état hyposthénique du côté gauche. 4° Si l'estomac ou la rate, ou lobe gauche du foie, ou *le rein gauche albuminurique* sont congestionnés *à l'état aigu actif*, la Bioscopie reconnait l'état hypersthénique du côté gauche et l'état hyposthénique du côté droit. Tout ce travail d'équilibre et de déséquilibre des lois biologiques s'observe à Vichy pendant le traitement thermal. En effet : 1° Si à l'arrivée à Vichy le malade est atteint d'une congestion passive atonique du lobe droit du foie ou *du rein droit albuminurique*, la bioscopie mesure l'hyposthénie droite à un certain nombre de degrés au-dessus de 100 0/0 soit 150 0/0. Quelques jours après elle indique 100 0/0 et à la fin 80 0/0. Les Eaux de Vichy ont fait subir au foie ou *au rein droit albuminurique* un travail de décongestion qui l'a fait passer de l'état passif atonique à l'état actif, pour assurer le rétablissement de l'équilibre dynamique entre les deux côtés du corps. 2° Si à l'arrivée à Vichy le malade est atteint d'une congestion passive atonique de l'estomac ou de la rate, ou du lobe gauche du foie, ou *du rein gauche albuminurique*, la Bioscopie mesure l'hyposthénie gauche avec un certain nombre de degrés au-dessous de 100 0/0 soit 66 0/0. Quelques jours après, elle indique 100 0/0 et à la fin du traitement 130 0/0. Les Eaux de Vichy ont fait subir à l'estomac ou à la rate, ou au lobe gauche du foie, ou au *rein gauche albuminurique* un travail de décongestion qui a fait passer ces organes de l'état passif à l'état actif pour arriver au rétablissement de l'équilibre bilatéral. Il est donc indispensable de se bien pénétrer de ces lois pour l'étude et la pratique de la Bioscopie dans la spécialité des maladies albuminurique, gastrique ou hépatique, soit que l'on subisse le traitement par les Eaux de Vichy ou par une médication quelconque.

Tout ce que nous venons de dire démontre qu'il ne faut pas traiter à Vichy un malade dans la période aiguë ; il faut attendre que la maladie soit à l'état passif.

Pourquoi les Eaux de Vichy sont-elles quelquefois dangereuses ?

La Bioscopie en donne la raison suivante. L'hyposthénie désigne le côté des organes faibles et l'hypersthénie le côté des organes forts. Le plus souvent il y accord entre la faiblesse organique et celle de la force motrice à l'état passif. Il y a quelquefois exception à cette règle ; l'hyposthénie peut se porter du côté des organes forts et l'hypersthénie du côté des organes faibles. Dans ce dernier cas, la faiblesse est double : elle est dans les deux côtés du corps, elle est générale. D'un côté elle est produite par l'état passif des organes malades et de l'autre par l'état actif des organes bien portants. Les formules mathématiques de la Bioscopie prises à Vichy avant, pendant et après le traitement thermal, ne nous laissent aucun doute à cet égard. Elles prouvent que l'hyposthénie des organes malades passe aux organes sains. Si ce renversement d'équilibre est trop brusque et trop rapide, il peut donner lieu à la fin du traitement à une syncope ou à de graves accidents inopinés soit à Vichy soit en rentrant chez soi. Il y a donc nécessité pour le malade de modérer son désir de boire beaucoup et pour le médecin de pratiquer la Bioscopie pour prescrire les quantités d'eaux qu'il faut doser mathématiquement selon les formules du vitalisme bioscopique.

De la force motrice des bioscopistes dans la répartition des forces de l'état général de la nutrition

Pour les anciens Vitalistes, disciples d'Hippocrate ou de l'école de Montpellier, la force vitale était une entité qui haussait avec l'accroissement des forces de l'état général et qui diminuait avec l'abaissement de ces mêmes forces. Cette manière de considérer la force vitale est abandonnée. Elle est imaginaire et fictive, car elle ne s'appuie sur aucune preuve matérielle. Autre chose est la force dynamique des Bioscopistes. Nous la démontrons à chaque instant par les formules de la Bioscopie. Elle naît de la division même de la force à cause de notre bilatéralité. Si l'hyposthénie est représentée du côté gauche par 2/3 et que l'hypersthénie du côté droit soit 3/3, le rapport est 66 o/o. Si au contraire l'hypersthénie du côté gauche est 3/3 et que l'hyposthénie du côté droit soit 2/3, le coefficient vital est 150 o/o. La force bioscopique qui est la moyenne des deux rapports est 108 o/o. Les Bioscopistes fixent toujours à 100 le côté droit. Le côté gauche seul est variable. D'où 2/3 de gauche par rapport à 3/3 de droite font bien 66 o/o et 3/3 de gauche par rapport à 2/3 de droite font bien 150 o/o. L'ensemble des forces dynamiques des Bioscopistes est donc bien démontré et ne peut être une utopie ni une hypothèse.

Nouvelle doctrine médicale. La Vibration et le Bioscopisme.

L'étude des formules de la Bioscopie conduit à la doctrine de la *trinité vitale* formée d'une seule et même force en trois termes différents. Prenons les exemples suivants : Si la force vitale est représentée à gauche par le chiffre 4 et à droite par le chiffre 5. Si 5 est 100, 4 est 80 o/o. Ces trois chiffres 4, 5, 80 o/o ne désignent qu'une seule et même force en trois termes différents. Si la force motrice de l'état général est représentée à gauche par le chiffre 5 et à droite par celui de 4. Si 4 est 100, 5 est 125 o/o. Ces trois chiffres 5, 4, 125 o/o ne forment qu'une seule même force en trois termes différents. Tels sont les éléments principaux de la nouvelle méthode.

Toutes les forces bioscopiques sont représentées bilatéralement par le travail des courants nerveux sécrétoires cutanés.

Leur degré d'intensité varie à chaque instant et les différents degrés sont enregistrés par les formules bioscopiques. Le corps humain donne plusieurs origines aux forces nerveuses bioscopiques, centripète par la vie de nutrition, centrifuge par la vie de relation et par la vie des réflexes de la moelle.

Leur point de réunion et concentration se produit à l'entrecroisement cérébro-spinal. On ne peut concevoir l'unité vitale au point de vue physiologique qu'à l'aide de ce point central ; et au point de vue bioscopique, qu'à l'aide d'un rapport mathématique unifiant deux forces distinctes dans leurs origines et confondues dans leurs rapports : Cette sorte de trinité se trouve ainsi réduite à une seule et même force que la raison ne peut se refuser d'admettre comme une vérité mathématique démontrée par la Bioscopie. Ce triple pouvoir se réunit sur l'ensemble du système nerveux, organique et animal. Comme les courants de la vie de nutrition sont directs, non entrecroisés et ordinairement inégaux, les plus faibles grâce à l'entrecroisement des nerfs du cervau, passent aux plus forts et les plus forts aux plus faibles. La vie de nutrition semble commander d'abord à la vie de relation et puis celle-ci commande à la vie de nutrition pour la pondérer, la régulariser et la ramener sans cesse à l'équilibre normal.

De là, un cercle sans fin indissoluble, inextricable pour les deux sortes de vitalités ayant chacune leur rôle distinct de séparatisme et leur rôle mixte de communauté et d'indivisibilité qui fait que la mort de l'une entraîne fatalement celle de l'autre.

La santé résulte de leur équilibre relatif et la maladie de leur déséquilibre. Ce déséquilibre peut venir de plusieurs causes, un défaut de fonctionnement organique, une obstruction comme un calcul dans un canal sécréteur, une embolie dans les vaisseaux artériels ou veineux, une grande secousse morale, une lésion organique. Le rétablissement de l'équilibre ramène la guérison et la santé. Les médicaments sont des agents qui opèrent, chacun selon leur spécialité, sur les organes et les fonctions pour rétablir l'équilibre momentanément interrompu. La guérison ne peut se produire qu'avec le concours de l'équilibre dans les forces, les organes et leurs fonctions. Telles sont les grandes lignes du Bioscopisme médical.

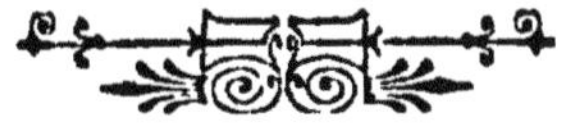

Hypósthénie du côté gauche

ALBUMINURIE GASTRIQUE OU GASTRALGIQUE

QUELQUES FORMULES BIOSCOPIQUES

$\frac{1}{2}$ 0.50	$\frac{1}{3}$ 0.33	$\frac{1}{4}$ 0.25	$\frac{1}{5}$ 0.20	$\frac{1}{6}$ 0.16	$\frac{1}{7}$ 0.14	$\frac{1}{8}$ 0.12
$\frac{2}{3}$ 0.66	$\frac{2}{4}$ 0.50	$\frac{2}{5}$ 0.40	$\frac{2}{6}$ 0.33	$\frac{2}{7}$ 0.28	$\frac{2}{8}$ 0.25	$\frac{2}{9}$ 0.22
$\frac{3}{4}$ 0.75	$\frac{3}{5}$ 0.60	$\frac{3}{6}$ 0.50	$\frac{3}{7}$ 0.43	$\frac{3}{8}$ 0.37	$\frac{3}{9}$ 0.33	$\frac{3}{10}$ 0.30
$\frac{4}{5}$ 0.80	$\frac{4}{6}$ 0.66	$\frac{4}{7}$ 0.58	$\frac{4}{8}$ 0.50	$\frac{4}{9}$ 0.44	$\frac{4}{10}$ 0.40	$\frac{4}{11}$ 0.36
$\frac{5}{6}$ 0.83	$\frac{5}{7}$ 0.71	$\frac{5}{8}$ 0.62	$\frac{5}{9}$ 0.55	$\frac{5}{10}$ 0.50	$\frac{5}{11}$ 0.45	$\frac{5}{12}$ 0.41
$\frac{6}{7}$ 0.85	$\frac{6}{8}$ 0.75	$\frac{6}{9}$ 0.66	$\frac{6}{10}$ 0.60	$\frac{6}{11}$ 0.54	$\frac{6}{12}$ 0.50	$\frac{5}{13}$ 0.44
$\frac{7}{8}$ 0.87	$\frac{7}{9}$ 0.77	$\frac{7}{10}$ 0.70	$\frac{7}{11}$ 0.61	$\frac{7}{12}$ 0.58	$\frac{7}{13}$ 0.54	$\frac{7}{14}$ 0.50
$\frac{8}{9}$ 0.88	$\frac{8}{10}$ 0.80	$\frac{8}{11}$ 0.72	$\frac{8}{12}$ 0.66	$\frac{8}{13}$ 0.61	$\frac{8}{14}$ 0.57	$\frac{8}{15}$ 0.53
$\frac{9}{10}$ 0.90	$\frac{9}{11}$ 0.82	$\frac{9}{12}$ 0.75	$\frac{9}{13}$ 0.69	$\frac{9}{14}$ 0.61	$\frac{7}{15}$ 0.60	$\frac{9}{16}$ 0.66
$\frac{10}{11}$ 0.90	$\frac{10}{12}$ 0.83	$\frac{10}{13}$ 0.77	$\frac{10}{14}$ 0.71	$\frac{10}{15}$ 0.66	$\frac{10}{16}$ 0.62	$\frac{10}{17}$ 0.58

Hypothénie du côté droit

ALBUMINURIE HÉPATIQUE OU HÉPATALGIQUE

QUELQUES FORMULES BIOSCOPIQUES

$\frac{2}{1}$ 2.00	$\frac{3}{1}$ 3.00	$\frac{4}{1}$ 4.00	$\frac{5}{1}$ 5.00	$\frac{6}{1}$ 6.00	$\frac{7}{1}$ 7.00	$\frac{8}{1}$ 8.00
$\frac{3}{2}$ 1.50	$\frac{4}{2}$ 2.00	$\frac{5}{2}$ 2.50	$\frac{6}{2}$ 3.00	$\frac{[illegible]}{2}$ 3.50	$\frac{8}{2}$ 4.00	$\frac{9}{2}$ 4.50
$\frac{4}{3}$ 1.33	$\frac{5}{3}$ 1.66	$\frac{6}{3}$ 2.00	$\frac{7}{3}$ 2.33	$\frac{8}{3}$ 2.66	$\frac{9}{3}$ 3.00	$\frac{10}{3}$ 3.33
$\frac{5}{4}$ 1.25	$\frac{6}{4}$ 1.50	$\frac{7}{4}$ 1.75	$\frac{8}{4}$ 2.00	$\frac{9}{4}$ 2.25	$\frac{10}{4}$ 2.50	$\frac{11}{4}$ 2.75
$\frac{6}{5}$ 1.20	$\frac{7}{5}$ 1.40	$\frac{8}{5}$ 1.60	$\frac{9}{5}$ 1.80	$\frac{10}{5}$ 2.00	$\frac{11}{5}$ 2.20	$\frac{12}{5}$ 2.40
$\frac{7}{6}$ 1.16	$\frac{8}{6}$ 1.33	$\frac{9}{6}$ 1.50	$\frac{10}{6}$ 1.66	$\frac{11}{6}$ 1.83	$\frac{12}{6}$ 2.00	$\frac{13}{6}$ 2.16
$\frac{8}{7}$ 1.14	$\frac{9}{7}$ 1.28	$\frac{10}{7}$ 1.43	$\frac{11}{7}$ 1.57	$\frac{12}{7}$ 1.71	$\frac{13}{7}$ 1.85	$\frac{14}{7}$ 2.00
$\frac{9}{8}$ 1.12	$\frac{10}{8}$ 1.25	$\frac{11}{8}$ 1.37	$\frac{12}{8}$ 1.50	$\frac{13}{8}$ 1.62	$\frac{14}{8}$ 1.75	$\frac{15}{8}$ 1.87
$\frac{10}{9}$ 1.11	$\frac{11}{9}$ 1.22	$\frac{12}{9}$ 1.33	$\frac{13}{9}$ 1.44	$\frac{14}{9}$ 1.55	$\frac{15}{9}$ 1.66	$\frac{16}{9}$ 1.77
$\frac{11}{10}$ 1.10	$\frac{12}{10}$ 1.20	$\frac{13}{10}$ 1.30	$\frac{14}{10}$ 1.40	$\frac{15}{10}$ 1.50	$\frac{16}{10}$ 1.60	$\frac{17}{10}$ 1.70

ABRÉGÉ DE LA BIOSCOPIE

La Bioscopie recherche les lois de l'état général des forces par la mesure du travail biologique et hygrométrique des mains comparée mathématiquement, quatre fois de suite, entre la main droite et la main gauche, dans des temps égaux et à égale température chaude.

Le Bioscope sert à diagnostiquer la répartition bilatérale de l'ensemble des forces biologiques d'après les chiffres exprimés par les mains du malade.

Usages de la nouvelle méthode. — Elle comprend: 1° l'enseignement du diagnostic différentiel des maladies de l'estomac et du foie; 2° la mesure de l'état général du malade, dans toutes les maladies, sans l'interrogatoire; 3° le degré de gravité de la maladie: 4° Les indications de la médication à suivre selon la marche et l'intensité de la maladie; 5° La mesure du traitement favorable ou défavorable; 6° La désignation de l'état actif et de l'état passif bioscopique dans le cours d'une maladie. 7° Le diagnostic, le pronostic et la médication par les deux premiers rapports de la formule bioscopique.

Description du Bioscope

Voir la figure de la Cage Bioscopique sur la couverture.

Cet instrument de physique médicale ou hygromètre médical est une sorte de balance de Coulomb.

La cage bioscopique comprend 1° quatre portes vitrées qu'on ouvre et ferme à volonté, 2° deux bas côtés avec portes ouvertes ou fermées pour l'introduction d'une main à droite et d'une main à gauche l'une après l'autre, 3° un crochet suspenseur du fil hygrométrique, 4° un cadran au dessous du fil.

Il faut ajouter un manchon de dame, un boa de dame, une montre à secondes indépendantes ou un podomètre.

Remarques sur l'aiguille et sur le fil hygrométrique du bioscope beaucoup moins sensible l'hiver que l'été

Le fil bioscopique se comporte dans le cours de l'année de deux façons différentes : du 15 Mai au 15 Septembre, le mouvement des aiguilles dû à la torsion et à la détorsion du fil est régulier. Il suffit de compter en une minute le nombre de degrés obtenus à chacun des quatre temps pour avoir la formule mathématique. Mais du 15 Septembre au 15 Mai, ce n'est plus la même chose. La torsion du fil au premier temps se fait régulièrement, tandis qu'au deuxième temps et aux suivants, les torsions et les détorsions suivent une marche toute différente. Il y a nécessité d'attendre pour chaque temps deux, trois, quatre et dix minutes avant que les aiguilles ne bougent, puis elles s'ébranlent et acquièrent un mouvement rapide décrivant une oscillation plus ou moins étendue. Il faut compter les degrés parcourus et les diviser par le nombre de minutes.

On répète cette opération trois fois. D'où la formule mathématique de la bioscopie.

Comment faut-il prendre les formules de la Bioscopie ?

Le Bioscope, sorte de balance hygrométrique, repose sur la sensibilité de son fil de coton tordu. Cette sensibilité est fort grande puisqu'elle mesure la transpiration insensible d'une main chaude et sèche.

L'appareil est posé devant le consultant. Les deux mains sont mises dans un manchon de dame pour égaliser la chaleur vitale. On entoure le poignet de l'avant-bras droit d'un boa pour empêcher le courant d'air dans l'appareil. La main droite est introduite ouverte, le creux de la main regardant le fil. Aussitôt les aiguilles se mettent à tourner de gauche à droite. On prend pour unité de temps pour chaque main la durée d'une minute.

On refait cette même opération pour la main gauche après avoir ouvert les quatre fenêtres du Bioscope afin de permettre au fil tordu par l'humidité de se détordre par son évaporation.

Cette première épreuve comprend deux chiffres et leur rapport. On fait la contre-épreuve.

La moyenne des deux rapports sert à mesurer les degrés du vitalisme bioscopique.

Formules de la Bioscopie

Diagnostic de l'état actif et de l'état passif des maladies des organes du côté gauche et du côté droit concentrées sur l'estomac et sur le foie.

Graduation de l'état actif et passif, côté droit.

Graduation de l'état actif et passif, coté gauche.

Figure des deux proportionnalités bioscopiques ; côté droit, côté gauche.

COTÉ DROIT							COTÉ GAUCHE
Hypersthénie droite	0/0	200			200	0/0	Hypersthénie gauche
	»	150			150	»	Gastrite active ou Gastralgie active
Hépatite active ou Hépatalgie active	»	133			133	»	
	»	125			125	»	
Issosthénie Equilibre	»	100	gauche 100	droit 100	100	»	Equilibre Issosthénie
	»	80			80	»	
Hyposthénie droite	»	75			75	»	Hyposthénie gauche
	»	66			66	»	
Hépatite passive ou Hépatalgie passive	»	50			50	»	Gastrite passive ou Gastralgie passive

Cette technique Bioscopique permet de diagnostiquer l'état passif de l'état actif et *vice versa*.

I

Deux rapports, en sous-équilibre gauche diagnostiquent une *hyposthénie gastrique* à l'état passif normal stable. Mais s'il y a souffrance du côté droit ces mêmes chiffres diagnostiquent l'*hypersthénie hépatique* à l'état actif anormal stable.

II

Un premier rapport en sus-équilibre gauche et un deuxième rapport en sous-équilibre gauche diagnostiquent une *hyposthénie gastralgique* à l'état passif normal instable ; mais s'il y a souffrance du côté droit les mêmes chiffres diagnostiquent une *hypersthénie hépatalgique* à l'état actif anormal instable.

III

Deux rapports en sus-équilibre gauche diagnostiquent une *hyposthénie hépatique* à l'état passif normal stable; mais s'il y a souffrance du côté gauche les mêmes chiffres diagnostiquent une *hypersthénie gastrique* à l'état actif anormal stable.

IV

Un premier rapport en sous-équilibre gauche et un deuxième rapport en sus-équilibre gauche diagnostiquent une *hyposthénie hépatalgique* à l'état passif normal instable; mais s'il y a souffrance à gauche, les mêmes chiffres diagnostiquent une *hypersthénie gastralgique* à l'état actif anormal instable.

Nous unifions toutes les formules de la Bioscopie en mettant le centre de la force motrice de la nutrition au creux épigastrique avec l'estomac du côté gauche et le foie du côté droit se faisant équilibre ou déséquilibre. L'estomac représente tous les organes du côté gauche et le foie tous les organes du côté droit.

Les hyposthéniques gauches sont hypersthéniques droits et *vice versa*.

Les hypersthéniques gauches sont hyposthéniques droits et *vice versa*.

Préliminaires

La médecine moderne manque de données positives, d'un instrument de précision et d'une méthode bien définie pour évaluer l'équilibre et le déséquilibre des forces de l'état général. Les médecins anciens avaient si bien compris l'importance de l'évaluation des forces de l'état général que toute leur doctrine médicale reposait sur la constitution, le tempérament, la vitalité, la force vitale. Les auteurs modernes ne s'occupent plus de vitalisme ni de force vitale, mais de chimisme, d'anatomie pathologique, de thermométrie, de sphygnographie, d'histologie, de bactériologie, etc. Nous ajoutons à toutes ces sciences médicales celle de la Bioscopie qui est loin d'être quantité négligeable, puisqu'elle permet de mesurer le degré des forces du malade par des formules mathématiques indiscutables et faciles à trouver. La Bioscopie place le *foyer de la force motrice de la nutrition* à l'estomac, au foie et au grand sympathique; tout en donnant au cerveau et à la moelle *leur grande place* dans le mécanisme général de l'organisation, à cause de leur pouvoir régulateur, pondérateur, excitateur et moteur dans la disposition et la distribution compensatrice de l'ensemble des forces de l'état général. Sous le nom d'hyposthénie du côté gauche elle désigne l'hyposthénie gastrique passive et la faiblesse de tous les organes du côté gauche. Sous le nom d'hyposthénie du côté droit elle désigne l'hyposthénie hépatique passive et la faiblesse de tous les organes du côté droit. Le foyer de la digestion gastrique et hépatique animé par le chimisme de ces deux organes, active la nutrition générale bilatérale et locale. Elle produit la distribution et la répartition de toutes les forces organiques, de même que le cerveau et la moelle réagissent à leur tour sur la nutrition, la régularisent, la pondèrent, l'excitent et lui donnent le pouvoir moteur, sensible ou insensible.

Les faibles bioscopiques sont hyposthéniques gastriques et faibles des organes du côté gauche.

Les forts bioscopiques sont hyposthéniques hépatiques du côté droit et faibles des organes du côté droit. Les formules de la bioscopie mesurent en même temps que le travail biologique et hygrométrique des mains celui du côté que chacune d'elle représente. L'expérimentation démontre l'exactitude de cette manière de voir dans toutes les maladies de l'estomac, du foie, ainsi que pour la détermination des forces de l'état général, dans toutes les maladies possibles, qui siègent du côté droit ou du côté gauche. C'est dans le centre épigastrique que nous rattachons l'unité de toutes les forces de l'état général de la nutrition.

De la Bioscopie expérimentale

La Bioscopie démontre l'unité vitale conçue et non démontrée par les grandes illustrations médicales d'autrefois. Elle généralise l'état général des forces en hyposthénie gauche correspondant à l'hypersthénie droite et *vice versa*. — Elle localise en même temps l'état local des forces de la nutrition sur l'estomac du côté gauche et sur le foie du côté droit.

Diagnostic différentiel des maladies de l'Estomac et du Foie par la Bioscopie

Diagnostic des maladies de l'Estomac et des organes du côté gauche par les chiffres des mains qui baissent à gauche et haussent à droite.

GRADUATION DE LA BAISSE DU COTÉ GAUCHE

	5 : 100 : : 5 :	100 0/0	Equilibre, Issosthénie
Côté droit	5 : 100 : : 4 :	80 0/0	
fixe à 100	4 : 100 : : 3 :	75 0/0	de 100 à 50 0/0, maladies passives et l'estomac
	3 : 100 : : 2 :	66 0/0	
	2 : 100 : : 1 :	50 0/0	hyposthénie gauche, gastrite passive ou gastralgie passive.

Cette graduation mesure les degrés de baisse gauche d'un cinquième, 80 o/o ; d'un quart, 75 o/o ; d'un tiers, 66 o/o ; de moitié, 50 o/o.

Le diagnostic des maladies gastriques passives et de l'hyposthénie des organes du côté gauche se fait par les chiffres de 100 à 50 o/o.

Diagnostic des maladies du Foie et des Organes du côté droit par les chiffres des mains qui baissent à droite et haussent à gauche.

GRADUATION DE LA BAISSE DU COTÉ DROIT

	5 : 100 : : 5 :	100 0/0	Equilibre, Issosthénie
Côté gauche	5 : 100 : : 4 :	80 —	
fixe à 100	4 : 100 : : 3 :	75 —	de 100 à 50 0/0 maladies passives du foie
	3 : 100 : : 2 :	66 —	
	2 : 100 : : 1 :	50 —	hyposthénie droite, hépatite passive ou hépatalgie passive.

Cette graduation mesure les degrés de baisse droite d'un cinquième 80 o/o ; d'un quart, 75 o/o ; d'un tiers, 66 o/o ; de moitié, 50 o/o.

Cette graduation ne peut pas servir pour le diagnostic bioscopique des maladies du foie.

Pourquoi cette graduation ne peut-elle pas servir ?

Les chiffres 80 o/o, 75 o/o, 66 o/o, 50 o/o, ne peuvent

pas diagnostiquer à la fois une maladie de l'estomac et une maladie de foie. Ce sont deux maladies bien distinctes, et à deux états différents il faut deux chiffres différents.

Nous avons trouvé le moyen de tourner cette difficulté et d'éviter toute confusion, en mettant à la place du sous-équilibre du côté droit le sus-équilibre du côté gauche avec des proportionnalités absolument pareilles.

FIGURE DE CETTE TRANSFORMATION

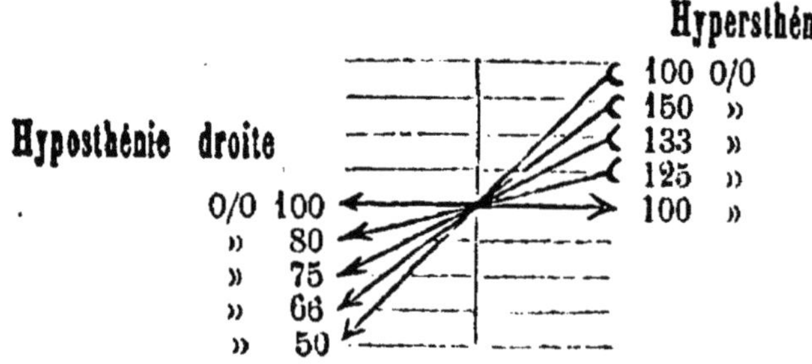

Cette graduation met à la place de 80 0/0, 75 0/0, 66 0/0, 50 0/0 de l'hyposthénie droite ou sous équilibre droit, l'hypersthénie gauche ou sus-équilibre gauche et le diagnostic des maladies passives du foie, se fait au bioscope avec les chiffres de 125 0/0, 133 0/0, 150 0/0, 200 0/0.

Diagnostic différentiel de la gastralgie et de l'hépatalgie.

Diagnostic de la gastralgie passive 1er rapport de 200 à 100 0/0, 2e rapport de 100 à 50 0/0.

Diagnostic de l'hépatalgie passive, 1er rapport de 50 à 100 0/0, 2e rapport de 100 à 200 0/0.

De la spécialité du Diagnostic de l'état général des forces par la Bioscopie

Diagnostic classique de l'état local et diagnostic bioscopique de l'état général

L'enseignement classique du diagnostic des maladies se fait par la percussion, l'auscultation, l'examen organique et la fonctionnalité de chaque organe en particulier, l'analyse des urines, le thermomètre, le pouls, le smygmographe, l'examen microscopique. On néglige aujourd'hui tout à fait l'état biologique des forces de l'état général.

L'enseignement bioscopique vient combler cette lacune.

Dans la description et l'étude d'une maladie quelconque le spécialiste bioscopiste commence par énumérer tous les signes qui constituent le diagnostic classique connu de tous les médecins, et puis il consacre le diagnostic bioscopique de l'état général du malade par des formules mathématiques indépendantes de tout jugement préconçu. Si le diagnostic classique est celui de l'albuminurie ou celui du diabète ou celui de la goutte, etc., etc., les formules de la bioscopie diagnostiquent :

1° L'albuminurie gastrique passive ou l'albuminurie hépatique active.

2° L'albuminurie gastrique active ou l'albuminurie hépatique passive.

1° L'albuminurie gastralgique passive ou l'albuminurie hépatalgique active.

2° L'albuminurie gastralgique active ou l'albuminurie hépatalgique passive.

Ces formules générales sont applicables à toutes les maladies possibles, comme à l'herpétisme, à la scrofule à la syphilis, etc., etc.

Ces formules classent le diagnostic de l'état général et constituent une branche nouvelle, qui se rattache à l'étude de la pathologie générale biologique.

La Bioscopie indique les différents degrés du pronostic.

Les écarts d'équilibre de la bioscopie indiquent un pronostic ou bon, ou difficile et troublé, ou nerveux, ou variable.

Cette répartition dans l'inégalité des forces bilatérales fixe le médecin sur la gravité de la maladie bien longtemps d'avance avant qu'une maladie se déclare.

Trois rapports de la formule au-dessous de 20 0/0 indiquent un pronostic favorable.					
Trois rapports	»	de 20-40 0/0	»	»	troublé.
Trois rapports	»	au-dessus de 40 0/0	»	»	nerveux.
Trois rapports	»	mixtes	»	»	variable.

La Bioscopie dirige la médication selon le degré de gravité de la maladie.

Le pronostic favorable indiquera une médication expectante.

Le pronostic troublé une médication sérieuse et dépurative par les Eaux minérales ou l'iodure de potassium ; le pronostic nerveux, une médication calmante ; le pronostic variable une médication variable mixte.

Le traitement et les formules de la Bioscopie

Tout traitement favorable doit ramener à l'équilibre bioscopique 100 o/o l'écart de répartition de 100 à 50 o/o ainsi que l'écart de 100 a 200 o/o.

Tout traitement défavorable éloignera de l'équilibre 100 o/o.

De l'état passif et de l'état actif bioscopique

Comment faut-il diagnostiquer

1° La gastrite passive de l'hépatite active.
2° La gastrite active de l'hépatite passive.
3° La gastralgie passive de l'hépatalgie active.
4° La gastralgie active de l'hépatalgie passive.

Diagnostic de l'état passif. 1° Le diagnostic de l'état passif gauche gastrique, et de la faiblesse passive des organes du côté gauche se fait par le sous équilibre gauche 80 o/o, 75 o/o, 66 o/o, 50 o/o.

2° Le Diagnostic de l'état passif droit hépatique, et de la faiblesse passive des organes du côté droit se fait par le sus équilibre gauche, 125 o/o, 133 o/o, 150 o/o, 200 o/o.

Diagnostic de l'état actif, 1° si le malade présente une des formules du sous équilibre du côté gauche de 100 à 50 o/o et qu'il sente tout son mal du côté droit sans rien éprouver du côté gauche, il faut diagnostiquer *l'hépatite active* en sus équilibre du côté droit de 100 à 200 o/o

2° Si le malade présente une des formules du sus équilibre du côté gauche de 100 à 200 o/o, celà devrait indiquer *l'hépatite passive,* ces formules, comme nous l'avons dit plus haut, étant assimilées au sous équilibre du côté droit. Toutefois, si le malade accuse son mal du côté gauche sans rien éprouver du côté droit il faut, par exception, diagnostiquer la *gastrite active* en sus équilibre du côté gauche et non l'hépatite passive. C'est un cas à part de la technique bioscopique.

Conclusion

Nous croyons que le moment est venu de vulgariser la bioscopie. Elle a le droit d'entrer dans l'enseignement officiel des cours de médecine théorique et pratique. Elle précise mathématiquement, sans l'interrogatoire, le diagnostic différentiel des maladies de l'estomac et du foie, de la digestion et de la nutrition.

Elle donne les lois mathématiques de l'unité des forces de l'état général quelle que soit la maladie. Comment le médecin consultant pourra-t-il sans les formules de la bioscopie juger de l'état hyposthénique gauche, droit, nerveux ? Comment connaîtra-t-il le côté des organes faibles ou malades ? Comment distinguera-t-il l'état passif de l'état actif ? Comment pourra-t-il juger de la gravité de la maladie ? Comment pourra-t-il apprécier le degré et l'intensité de la médication à prescrire sans connaître le déséquilibre bioscopique ? Comment jugera-t-il, dans le cours d'un traitement, s'il faut le continuer; le modifier, le suspendre ? Nous pouvons présenter nos recherches sur les formules de la bioscopie comme prouvées par une longue expérimentation et engager fortement tous nos confrères du corps médical à les mettre en pratique.

Le Diagnostic, le Pronostic, la Médication par la Bioscopie

Pronostic des Gastriques et Hyposthéniques stables du côté gauche par les deux premiers rapports de la formule bioscopique.

Pronostic	*1er Rapport*	*2me Rapport*
Bon et bon	de 100 à 80 0/0	de 100 à 80 0/0
Bon et troublé	de 100 à 80 »	de 80 à 60 » et vi. versa
Bon et nerveux	de 100 à 80 »	de 60 à 50 » et plus vi.
Troublé et troublé	de 80 à 60 »	de 80 à 60 »
Troublé et nerveux	de 80 à 60 »	de 60 à 50 » et plus vi.
Nerveux et nerveux	de 60 à 50 »	de 60 à 50 » et plus vi.

Pronostic des Gastralgiques et des hyposthéniques nerveux instables du côté gauche par les deux premiers rapports de la formule bioscopique (1).

Pronostic	*1er Rapport*	*2me Rapport*	
Bon et bon	de 100 à 125 0/0	de 100 à 80 0/0	
Troublé et bon	de 125 à 166 »	de 100 à 80 »	et vi. versa
Nerveux et bon	de 166 à 200 »	de 100 à 80 »	
Troublé et troublé	de 125 à 166 »	de 80 à 60 »	
Troublé et nerveux	de 125 à 166 »	de 60 à 50 »	et plus vi.
Nerveux et nerveux	de 166 à 200 »	de 60 à 50 »	et plus vi.

Pronostic des hépatiques et hyposthéniques stables du côté droit par les deux premiers rapports de la formule bioscopique.

Pronostic	*1er Rapport*	*2me Rapport*	
Bon et bon	de 100 à 125 0/0	de 100 à 125 0/0	
Bon et troublé	de 100 à 125 »	de 125 à 166 »	et vi. versa
Bon et nerveux	de 100 à 125 »	de 166 à 200 »	et plus vi
Troublé et troublé	de 125 à 166 »	de 125 à 166 »	
Troublé et nerveux	de 125 à 166 »	de 166 à 200 »	et plus vi.
Nerveux et nerveux	de 166 à 200 »	de 166 à 200 »	et plus vi.

Pronostic des hépatalgiques et hyposthéniques nerveux instables du côté droit par les deux premiers rapports de la formule bioscopique.

Pronostic	*1er Rapport*	*2me Rapport*	
Bon et bon	de 100 à 80 0/0	de 100 à 125 0/0	
Troublé et bon	de 80 à 60 »	de 100 à 125 »	
Nerveux et bon	de 60 à 50 »	de 100 à 125 »	
Troublé et troublé	de 80 à 60 »	de 125 à 166 »	
Troublé et nerveux	de 80 à 60 »	de 166 à 200 »	et plus v.
Nerveux et nerveux	de 60 à 50 »	de 166 à 200 »	et plus v.

Pronostic	**Médication**
Bon et bon	Expectante, expectante
Bon et troublé	Expectante et dépurative
Bon et nerveux	Expectante et calmante
Troublé et troublé	Dépurative et dépurative
Troublé et nerveux	Dépurative et calmante
Nerveux et Nerveux	Calmante et calmante

Vichy. — Imp. P. VEXENAT, rue Burnol

www.ingramcontent.com/pod-product-compliance
Ingram Content Group UK Ltd.
Pitfield, Milton Keynes, MK11 3LW, UK
UKHW012108240726
13965UKWH00004B/1640

9 782013 066976